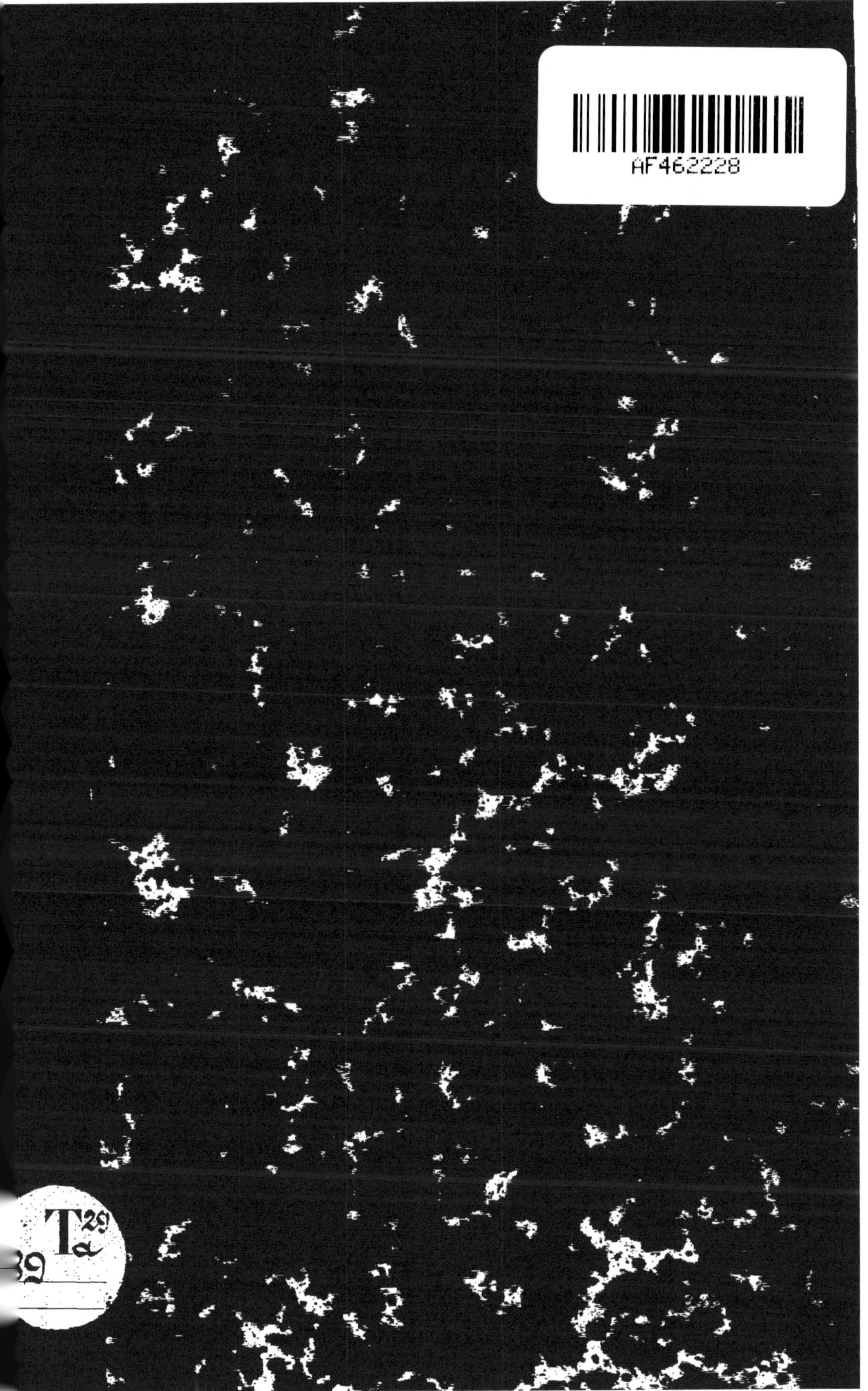

ETUDE HISTOLOGIQUE

SUR

LA STRUCTURE DES ARTÈRES

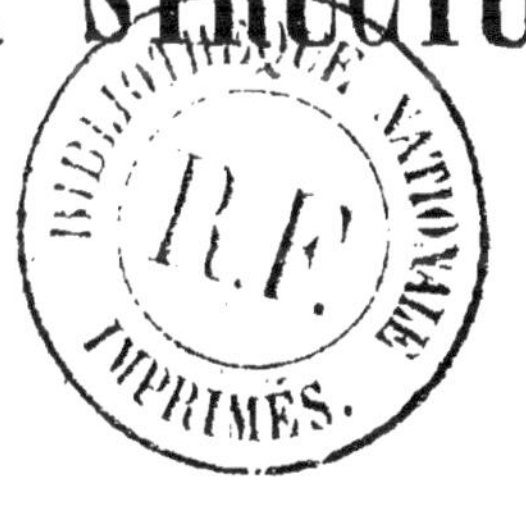

PAR

Anastasie BERLADSKY,
Docteur en médecine de la Faculté de Paris.

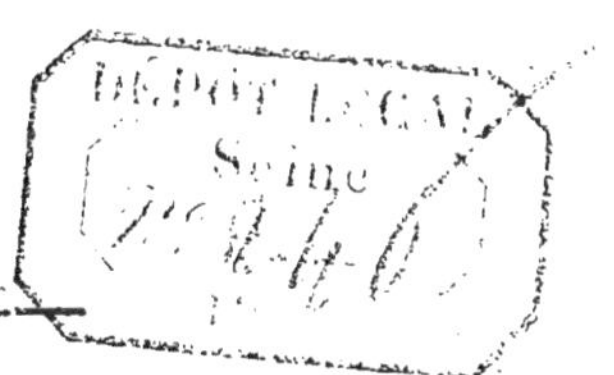

PARIS
A. PARENT, IMPRIMEUR DE LA FACULTE DE MEDECINE
29-31, RUE MONSIEUR-LE-PRINCE, 29-31.

1878

A MON MEILLEUR AMI, MON MARI

A MON PRÉSIDENT DE THÈSE

M. LE PROFESSEUR VULPIAN

Doyen de la Faculté de médecine de Paris
Officier de la Légion d'honneur.

A M. POUCHET

Maître de conférence à l'École normale supérieure.

ET

A M. TOURNEUX

Préparateur au laboratoire d'histologie zoologique.

Hommage de la plus profonde reconnaissance pour les conseils qu'ils m'ont donnés dans le cours de mon travail.

ETUDE HISTOLOGIQUE

SUR LA

STRUCTURE DES ARTÈRES

HISTORIQUE.

Un des premiers auteurs qui se soient occupés de la structure des artères, est John Hunter, qui, dans la seconde moitié du XVIIIe siècle, essaya de déduire de ses expériences physiologiques *sur l'élasticité et la contractilité musculaire*, la composition des parois artérielles.

Il arriva à la conclusion suivante : qu'elles sont constituées chez tous les animaux supérieurs par l'intrication de deux tissus différents (l'un élastique et l'autre musculaire), et que de plus elles présentent à leur face interne une membrane fine, peu élastique, plus apparente dans les gros troncs que dans les petits rameaux. « Comme les artères, dit-il, sont évidemment composées de deux tissus distincts, dans l'un desquels la propriété élastique peut être démontrée, et comme elles sont douées d'une force de contraction propre aux substances musculaires, il est raisonnable de supposer que l'autre tissu est musculaire ; je m'appuie aussi sur ce fait que les artères se contractent au moment de la mort. » (Œuvres de John Hunter, traduction française sur l'édition du Dr Palmer, t. III, chapitre : Du système vasculaire, § 3, Structure des artères, p. 183 et suiv.)

Plus loin, il dit encore que toutes les parties du système vasculaire ne sont pas également munies de fibres musculaires, mais que quelques-unes sont presque entièrement composées de tissu élastique, comme par exemple les grosses artères. Si elles étaient aussi musculaires que les petites, il serait en effet très-facile d'y démontrer l'existence des fibres musculaires.

Quant aux petits vaisseaux, ils paraissent être presque complétement musculaires.

Il y a donc un siècle que la structure des parois artérielles, dont a pu porter si loin l'étude de nos jours, grâce surtout aux investigations microscopiques, avait été en quelque sorte devinée par John Hunter et déduite par lui de ses expériences physiologiques.

Certaines erreurs cependant se sont glissées dans les travaux de cet habile anatomiste. Nous n'avons pas à nous en occuper ici, il nous suffit de dire qu'elles tiennent surtout à ce que Hunter a étudié les artères expérimentalement, et qu'il s'efforçait d'expliquer la structure et la disposition des membranes artérielles en se fondant sur les résultats de ses expériences physiologiques.

Après Hunter, nous arrivons à un autre anatomiste illustre, qui devait laisser son nom à une partie constituante des tuniques artérielles. Nous voulons parler de Bichat.

Ne se servant que du scalpel, il a montré que les parois artérielles se composaient de 3 tuniques superposées. Plus tard, il est vrai, quelques anatomistes ont prétendu trouver par la dissection 6, 8 et même un plus grand nombre de tuniques (Rauschel, cité par Henle dans son *Anatomie générale*), mais c'était là une production artificielle, et la description de Bichat peut être journellement vérifiée à l'aide du microscope.

Pour Bichat, la tunique la plus importante est la tunique moyenne, et comme elle se distingue par sa structure de tous les tissus de l'économie, il lui donna le nom de : *membrane propre des artères.*

Voici la description qu'en donne Bichat dans son *Anatomie générale*, t. II, p. 63 et suivantes : « Elle est formée de fibres artérielles adhérentes les unes aux autres et disposées par couches ; ces fibres sont circulaires ou à peu près. Les plus extérieures paraissent s'attacher au tissu cellulaire dense qui est contigu, de sorte qu'en l'enlevant on trouve quelques fibres qui lui sont adhérentes. La membrane interne ne paraît fournir aucune attache, elle s'enlève facilement. »

Avec le scalpel, il ne put pas constater la présence de fibres longitudinales dans cette tunique et il les nia.

Quant à la fibre artérielle, Bichat la considérait comme étant d'une nature particulière, « sans analogue dans l'économie. » Il pensait qu'elle se distinguait du tissu musculaire par certains caractères. On peut remarquer, en effet, qu'il avait été frappé par les propriétés que la prétendue fibre artérielle empruntait aux éléments élastiques que nous connaissons dans ce tissu ; c'est ainsi que comparant la fibre artérielle à la fibre musculaire, il constate qu'elle résiste davantage aux tractions faites dans le sens longitudinal qu'à celles qui sont faites dans le sens transversal, comme dans une injection par exemple.

Etudiant ensuite l'action des divers agents chimiques sur le tissu artériel, il observe que celui-ci offre une résistance beaucoup plus grande que la plupart des autres tissus.

Il a fait la même remarque en ce qui concerne la putréfaction.

Tels sont les faits positifs que constate Bichat, sans pouvoir s'en rendre compte comme nous pouvons le faire maintenant, grâce à l'emploi du microscope et des divers agents chimiques qui nous permettent d'établir une comparaison entre les propriétés de la substance élastique et celle de la substance musculaire.

La deuxième tunique est nommée par Bichat, *membrane commune du système à sang rouge*. C'est la membrane la plus interne des artères. Il la décrit comme « une membrane mince, transparente, s'enlevant facilement, sans adhérer à la tunique moyenne, blanche, dépourvue de fibres dans sa structure, lisse et uniforme, comme les membranes séreuses, dont elle se distingue par son extrême fragilité. Elle tapisse la cavité gauche du cœur, les veines pulmonaires et les artères. L'artère paraît être garantie de l'action du sang par cette tunique, qui est comme une espèce d'épiderme. »

Le même Bichat paraît avoir été vivement frappé par la nature de cette tunique dont il confesse ignorer complétement la structure. Il la regardait aussi comme étant formée d'un tissu particulier, « sans analogue dans l'économie. »

Enfin, Bichat considère la troisième tunique, l'*adventice* des auteurs modernes, comme formée de tissu cellulaire, offrant une insertion aux fibres artérielles.

Il a pu suivre les vaisseaux nourriciers (qui ont été, du reste, observés aussi par John Hunter), dans l'épaisseur de cette tunique et même entre les lames de la tunique propre, jusqu'au voisinage de la tunique interne, au moyen des injections.

Depuis Bichat, beaucoup d'auteurs se sont occupés soit de la description des artères en général, soit de leur étude en particulier. Ils ont apporté des modifications importantes, mais la base de la description est restée la même, et l'on peut dire qu'elle est entièrement due au génie de ce grand homme.

Un des observateurs qui, après Bichat, a le plus contribué quoique indirectement à l'étude de la structure des parois artérielles, est M. Chevreul.

Il a étudié, de 1811 à 1812, les différentes réactions des tissus élastiques; il a montré que les fibres jaunes résistaient aux agents les plus énergiques, qu'elles gardaient leurs propriétés dans l'alcool et qu'elles la perdaient quand on venait à les dessécher, pour les reprendre aussitôt qu'on les hydratait de nouveau. Après un demi-siècle écoulé, en 1873, il a pu de nouveau confirmer l'exactitude de ses anciens travaux. (*Note sur le tissu élastique jaune; quelques considérations sur le tissu jaune.* Comptes-rendus des séances de l'Académie des Sciences, septembre et octobre 1873.)

En Allemagne, l'un des premiers auteurs qui aient parlé de la structure des artères, paraît être Heusinger qui, dans son *System der Histologie,* 1822, regarde le tissu vasculaire (*tela vasculosa*) comme résultant de la juxtaposition de plusieurs autres tissus.

Selon lui, les artères sont formées de trois couches superposées : 1° une *couche séreuse* ; 2° une *couche fibreuse*, et enfin, 3° une *couche de tissu lamineux cellulaire*, qu'il appelle *Bildungsgewebe.*

La dénomination de couche fibreuse donnée par Heusinger à la tunique moyenne ne répond pas à la description du tissu fibreux des histologistes modernes. Elle indique simplement la disposition fibrillaire de cette membrane.

Passant en revue les différentes parties du système vasculaire, Heusinger pense que les capillaires ne sont constitués que par la couche séreuse; sur les vaisseaux d'un volume un peu plus grand, apparaîtrait la tunique fibreuse, et enfin ce n'est que sur les vaisseaux d'un certain volume qu'on trouverait les trois tuniques.

Peu après, Heusinger, en Allemagne, P. Béclard, dans ses Éléments d'anatomie générale et d'histologie, publiés en 1823, divise comme Bichat les parois artérielles en trois membranes : 1° une membrane externe, appelée aussi *celluleuse*, *fibreuse*, etc.

Béclard la décrit comme mince, blanchâtre, formée

de fibrilles obliques entrelacées diagonalement à la longueur du vaisseau.

2° Une membrane moyenne, *musculaire*, *tendineuse*, *propre*, etc. Elle est épaisse, jaunâtre, formée de fibres presque circulaires ou annulaires. Cette membrane, la plus épaisse des trois, est très apparente dans les troncs, elle augmente d'épaisseur à mesure que les artères diminuent de volume. De même que Bichat, Béclard n'admettait pas l'existence de fibres longitudinales, ni spirales.

Pour lui cette membrane jouit d'une élasticité propre et d'une résistance qui va en diminuant des troncs vers les petites artères. Elle constitue une espèce de tissu particulier, élastique, mais participant des caractères des fibres musculaires et ligamenteuses.

Nous voyons quelle incertitude régnait encore à cette époque sur la nature de la tunique moyenne.

Quant au tissu jaune, signalé déjà par M. Chevreul, on n'en trouve mention que dans les annotations de l'Anatomie générale de Bichat faites par Blandin.

3° Une membrane interne, appelée aussi *nerveuse*, *arachnoïde*, *commune*.

Elle est la plus mince des trois. Sa face interne est lisse, polie, en contact avec le sang; sa face externe adhère à la membrane moyenne.

Dans les troncs artériels on peut la diviser en plusieurs lames; la plus interne est mince et transparente, l'externe est blanche, opaque et se confond avec la membrane moyenne. « *C'est à cette partie surtout que Muscagni a donné le nom de membrane nerveuse.* »

Dans les branches la membrane interne n'est formée que par un seul feuillet indivisible.

Elle est peu élastique, non fibrillaire. On l'a comparée aux membranes séreuses et au tissu muqueux ou cellulaire; elle n'est point vasculaire comme les séreuses.

Béclard décrit ensuite les *vasa arteriarum* et les nerfs qui vont jusqu'à la tunique moyenne où ils formeraient d'après lui un réseau très-délié.

Les différents auteurs qui précèdent n'avaient pas appliqué le microscope à l'étude de la structure des parois artérielles, ils s'étaient contentés de disséquer les tuniques artérielles à l'aide du scalpel, ou bien d'en déduire la constitution à l'aide des résultats fournis par leurs expériences physiologiques.

Avec Henle en Allemagne et M. Charles Robin en France, commence une nouvelle période que l'on pourrait désigner sous le nom de période histologique. Ces auteurs, en effet, appliquant le microscope et les procédés de durcissement à l'exàmen des parois artérielles, ouvrirent une voie nouvelle qui devait bientôt donner des résulats considérables.

Toutefois la description de Henle paraît encore fort obscure, en raison des difficultés propres à l'étude du tissu artériel.

Nous ne ferons que la signaler rapidement, pour arriver à la description faite par M. Charles Robin.

Henle (1) admet dans les artères l'existence de 6 tuniques qui sont : 1° un *épithélium vasculaire,* tapissant la face interne, offrant beaucoup d'analogie avec celui des

(1) Anatomie générale, traduction de Jourdan, 1843, t. II.

séreuses ; 2° une *tunique striée* ou *fenêtrée* ; 3° une *tunique à fibres longitudinales*; 4° une *tunique à fibres annulaires*; 5° une *tunique élastique*; 6° une tunique adventice ou cellulaire.

Cette division répondrait plutôt aux différentes couches que l'on peut rencontrer dans les parois des artères, qu'à des tuniques nettement distinctes les unes des autres.

M. Charles Robin, dans les comptes-rendus de la Société de Biologie de 1849, p. 33, 34 et 35, contrairement à l'opinion de Henle qui admettait, comme nous venons de le voir, 6 tuniques, divise la paroi artérielle en 3 tuniques qui sont en allant de dedans en dehors : 1° la tunique commune du système à sang rouge de Bichat.

Elle est mince, formée d'une substance homogène, finement granuleuse, striée dans le sens de la longueur de l'artère. L'acide acétique est sans action sur elle. Elle se continue avec la membrane interne du cœur, nommée par Henle *membrane à fibres confuses*.

Cette tunique s'épaissit chez les vieillards où elle peut atteindre 1/2 millimètre d'épaisseur dans l'humérale, l'artère poplitée, etc.

2° La 2e tunique (tunique jaune, élastique ou fragile) ne se déchire facilement que dans le sens transversal. Elle est formée par l'intrication de plusieurs éléments qui sont *a*, des fibres de *tissu jaune*, élastiques; *b*, des *fibres musculaires lisses de la vie organique*, solubles dans l'acide acétique; *c*, une substance homogène, striée, présentant çà et là des orifices qui lui ont fait donner le nom de *substance fenêtrée*, elle se laisse déchirer en lamelles minces. Cette substance fait quelquefois sailli à la face interne de l'artère, mais n'est jamais situé immédiatement au-dessous de l'épithélium, dont ell reste toujours séparée par l'épaisseur de la tunique d Bichat. — M. Robin considère donc la lame élastiqu interne comme devant être rattachée à la tuniqu moyenne.

3° L'adventice formée de fibres cellulaires et élas tiques.

Après M. Robin il faut arriver jusqu'à Gimbert (1 pour trouver une description exacte de la compositio des tuniques artérielles. Gimbert paraît être égalemer le premier qui ait signalé les différences de structur des artères, suivant les régions et suivant les besoin fonctionnels de ces parties.

Comme travaux récents, publiés en France sur cett question, nous ne ferons que mentionner le Traité tech nique d'histologie de M. Ranvier et le Précis d'hist logie humaine et d'histogénie de MM. Pouchet et Tour neux.

Les auteurs allemands qui se sont occupés de la struc ture des artères sont nombreux. Nous nous borneror à rappeler que Henle a le premier signalé l'endothéliu vasculaire (1838), que Kölliker en découvrant des fibre cellules a permis de confirmer ce qui avait été entrev par Hunter et par Bichat, qu'Eberth, Krause, Remak, etc ont indiqué dans la tunique moyenne la présen de faisceaux longitudinaux, de fibres-cellules, etc.

Il résulte de cet aperçu historique que si presque to

(1) Sur la structure et la texture des artères, th. Paris, 1865.

les auteurs ont donné une description générale de la structure des artères, peu d'entre eux se sont attachés à étudier les différences que ces vaisseaux pouvaient présenter dans les différentes régions de l'économie et aux divers stades du développement.

MOYENS D'ETUDES.

Avant d'aborder l'étude de la structure des artères, nous croyons utile de faire connaître les différents procédés qui nous ont servi dans le courant de ces recherches. Nos coupes on été pratiquées sur des artères fixées par les réactifs habituellement employés en technique histologique (liqueur de Müller, bichromate d'ammoniaque ou de potasse, alcool, etc.), puis durcies à l'aide de la gomme et de l'alcool et jamais sur des artères desséchées. Nous avons obtenu par ces différents procédés des résultats à peu près identiques, de sorte qu'il nous est impossible de donner la préférence à tel ou tel autre réactif.

Nos coupes ont été colorées à l'aide du picro-carminate ou de la purpurine, puis montées dans la glycérine. A ce propos nous devons indiquer que le picro-carminate nous a donné des résultats préférables à ceux de la purpurine, car bien qu'il ait le fâcheux inconvénient de colorer le tissu lamineux en rouge, comme les fibres-cellules, il teint les fibres élastiques en jaune, ce qui permet de différencier facilement les divers éle ments.

Pour étudier le tissu élastique isolément nous avons laissé macérer des fragments d'artères dans des solutions de soude ou de potasse à 5 ou 10 p. 100.

Il est ensuite facile d'obtenir par la dissociation des lames ou des réseaux élastiques.

Quant au tissu musculaire, nous nous sommes servi pour son étude des solutions d'acide azotique à 10 p. 100.

ARTÈRES EN GÉNÉRAL.

Nos recherches ont plus particulièrement porté sur les branches de l'aorte abdominale et sur les modifications de l'utérine pendant la grossesse. Elles ont été faites au laboratoire d'histologie zoologique sous la direction de M. Pouchet, qui a bien voulu nous aider de ses conseils, et auquel nous adressons nos plus sincères remercîments.

Nous commencerons par présenter une description générale de la structure des artères telle qu'elle résulte des travaux les plus récents et de nos propres recherches, puis nous signalerons quelques modifications que l'on peut observer d'une artère à l'autre, selon le point du système envisagé, ou encore suivant les usages fonctionnels de ces parties.

D'une façon générale on peut dire que les parois

artérielles sont formées par la superposition des trois tuniques qui sont de dedans en dehors :

1° Une tunique interne ou tunique de Bichat.

2° Une tunique moyenne ou de tissu artériel.

3° Une tunique externe ou adventice.

A. La tunique interne ou tuniqne de Bichat (*membrane commune du système vasculaire à sang rouge*) peut elle-même être décomposée en trois couches distinctes qui sont :

a. Une couche interne, endothéliale ;

b. Une couche moyenne, fibroïde ;

c. Enfin, un couche externe en contact avec la tunique moyenne.

a. L'endothélium qui revêt la face interne de tout le système artériel se compose d'une couche unique de cellules plates, allongées dans le sens de l'artère et à bords légèrement sinueux. Elles mesurent en moyenne 40 à 50 μ de long sur 10 à 15 de large (1). Leur noyau est ovoïde ou sphérique, occupant généralement le centre de figure de l'élément.

Quand on observe cet épithélium sur des pièces traitées par les réactifs ordinaires (alcool, liqueur de Müller, etc.), il se présente sous l'aspect d'une lame hyaline, parsemée de noyaux avec les limites cellulaires peu ou point visibles. Toutefois déjà, en 1838, Henle (2) avait signalé l'existence d'une couche de cellules épithéliales tapissant la face interne de tout le système vasculaire. Quoiqu'il décrive parfaitement bien la

(1) Voyez Legroux, in Journal d'anatomie, 1868.

(2) Ueber die Ausbreitung des Epithelium im Menschlichen Körper, in Müllers Archiv, p. 127.

forme de chaque cellule, il croyait cependant que souvent elles sont soudées entre elles. Ce fait a été contesté par Remak en 1850 (3), qui déclara qu'au contraire de tous les épithéliums pavimenteux, celui qui tapisse la paroi vasculaire se laisse le plus facilement désagréger en cellules isolées.

Pour bien mettre en évidence les limites des cellules endothéliales, il faut avoir recours aux imprégnations de nitrate d'argent, soit en injectant dans les artères une solution de gélatine nitratée, soit en versant directement sur la face interne d'une artère mise à nu une solution de nitrate d'argent à 2 0/0.

Ce dernier procédé est de beaucoup préférable à l'injection. Il donne des figures plus régulières et plus nettes. Il sera ensuite facile, après avoir durci l'artère dans de l'alcool à 36°, d'en détacher des minces couches superficielles que l'on éclaircira par la glycérine ou le baume de Damar. Les noyaux seront colorés à l'aide du carmin, ou mieux de l'hématoxyline.

b. La deuxième couche de la tunique interne a été désignée par Kölliker sous le nom de couche fibroïde (Streifige Lagen der Innenhaut). Elle varie d'épaisseur non-seulement d'une artère à l'autre, mais même sur une seule artère d'un point à l'autre; c'est ainsi qu'elle paraît augmenter d'épaisseur sur l'aorte à mesure qu'on s'éloigne de son origine. Tandis que sur la crosse elle n'est que de 25 à 50 μ, sur l'aorte thoracique elle mesure 50 à 75 μ, sur l'aorte abdominale 75 à 90 μ, etc.

(3) Histologische Bemerkeungen ueber die Llütgefäswände, in Mullers Archiv, 1850.

Il faut toutefois ajouter que cet accroissement en épaisseur de la tunique fibroïde de l'aorte, de haut en bas, n'est pas régulier; car, à côté des endroits épaissis, on en trouve d'autres où elle est beaucoup plus mince. Cet épaississement de la fibroïde est bien visible sur l'éperon de bifurcation de l'aorte, au niveau de l'origine de deux iliaques primitives; on y trouve en effet une différence considérable entre la fibroïde des parties latérales de l'aorte et celle de la partie moyenne qui correspond à l'éperon.

Nous avons également constaté ces différences d'épaisseur dans les artères hypogastriques, surtout dans les cas d'athérome commençant où la couche fibroïde prend un développement énorme. On peut, il est vrai, nous objecter dans ce cas que nous sommes en présence d'une altération pathologique, mais nous devons remarquer que tout dernièrement nous avons observé le même épaississement de la fibroïde sur l'une des faces de l'artère utéro-ovarienne complètement saine. Elle provenait d'une femme de 28 ans morte de phthisie pulmonaire. Comme on pouvait embrasser d'un même coup d'œil l'artère tout entière, vu son petit diamètre, il était facile de voir que cet épaississement de la fibroïde existait réellement. Quant à la cause de cette inégalité d'épaisseur, nous devons dire que si dans le cas d'athérome on peut l'expliquer par une altération pathologique de cette tunique, nous n'avons aucun moyen d'explication pour les artères normales. M. Ranvier parle de cet épaississement inégal de la fibroïde chez les vieillards et de la minceur de cette couche chez l'embryon, ou dans certains endroits elle paraît même avoir disparu complètement (*loc. cit.*, p. 571, 572), sans dire cependant si les artères étaient altérées dans le premier cas.

Cette couche fibroïde est formée d'une substance fondamentale amorphe se colorant en rose par le picrocarminate, parcourue par des fibrilles lamineuses et élastiques. On y voit, en outre, des noyaux de cellules se colorant en rouge par le picrocarminate. Ces noyaux appartiennent tant aux cellules conjonctives (1) qu'aux fibres-cellules. C'est Langhaus (2) qui, en traitant la tunique interne de l'aorte par des solutions de nitrate d'argent, est parvenu à démontrer que la tunique interne contenait des cellules conjonctives ayant une certaine analogie avec celles de la cornée. Sur les coupes d'artères atteintes d'athérome commençant, outre l'épaississement considérable de la fibroïde dont nous avons parlé plus haut, on observe une grande quantité de corps allongés, fusiformes, à bords foncés, anastomosés entre eux, reposant sur un fond rosé et présentant un aspect qui rappelle beaucoup celui du tissu propre de la cornée. Du reste, MM. Cornil et Ranvier, dans leur *Manuel d'histologie pathologique*, p. 540 et suiv., ont déjà signalé ce fait que dans la tunique interne, qui, comme on le sait depuis Bichat, est le siége primitif des dépôts athéromateux, on trouve des cellules ayant la forme des corpuscules conjonctifs et s'infiltrant de granulations graisseuses.

Les fibres-cellules de la fibroïde ont été signalées

(1) Traité technique d'histologie de Ranvier, 4e fascicule, p. 564.

(2) Beitrage zur normalen und pathologichen Anatomie der Arterien. Wirc. Arch., 1866, vol. XXXVI, s. 193 und fol.

pour la première fois par Kölliker (1) dans les artères axillaires et poplitées de l'homme, et plus tard dans les artères mésentériques, spléniques, etc., des mammifères par Remak.

Nous avons pu facilement constater leur existence sur les artères utérines, surtout après les couches, où elles augmentent considérablement de volume et forment des saillies à la face interne du vaisseau sur les coupes transversales.

e. Enfin, la troisième couche de la tunique interne, *couche élastique* de Donders, *couche élastique interne* de Kölliker, est représentée par une lame élastique continue percée de trous, établissant une séparation nette entre la tunique moyenne et la couche fibroïde de la tunique interne. Quelquefois, au lieu d'une seule lame, il en existe deux ou trois résultant de la division de cette lame, ou tout à fait indépendantes les unes des autres. Elles parcourent dans ce dernier cas la tunique moyenne dans sa partie la plus interne. Dans certaines artères, comme l'hypogastrique, on trouve à ce niveau des faisceaux de fibres-cellules longitudinales limités de chaque côté par une lame élastique, ou bien parcourue par plusieurs lames. Nous avons constaté la même disposition sur l'artère utérine d'une femme de 59 ans.

L'existence de plusieurs lames continues au lieu d'une seule a été signalée dans les branches des artères rénales par MM. Pouchet et Tourneux, et dans d'autres artères par Eberth et Toldt.

Dans les artères volumineuses comme l'aorte, les

(1) Zeitschrift für Wissenchaftliche Zoologie, Band. X, s. 81, 1849.

lames élastiques les plus internes sont remplacées par un lacis de fibres élastiques longitudinales. Dans certaines autres artères, comme la mésentérique supérieure par exemple, par des fibres circulaires.

B. La deuxième tunique artérielle, celle qui depuis longtemps a fixé l'attention des anatomistes et qui a fourni le sujet de nombreuses études, a été nommée par Bichat *membrane propre des artères*. MM. Pouchet et Tourneux lui donnent le nom de *tissu artériel* ou *tunique musculo-élastique*. Nous adopterons cette dernière dénomination, qui rend parfaitement bien l'idée de la constitution histologique de cette tunique.

Cette tunique est formée principalement de tissu élastique et de tissu musculaire, et accessoirement de tissu lamineux. La proportion de ces tissus n'est pas la même pour les artères de différent calibre.

Hunter, vers le milieu du XVIIIe siècle, avait déjà remarqué que le tissu élastique prédominait dans les gros troncs, et le tissu musculaire dans les petits rameaux.

La proposition de Hunter paraît être vérifiée d'une façon générale, et ce fait a conduit M. Ranvier à décrire des artères à type élastique et à type musculaire. Il faut toutefois signaler quelques exceptions : c'est ainsi que le tronc cœliaque renferme plus de fibres musculaires que la mésentérique supérieure, dans laquelle il y a une prédominance d'éléments élastiques, bien que le calibre de cette dernière artère soit inférieur à celui du tronc cœliaque.

On connaît depuis longtemps déjà la disposition circulaire des éléments de la tunique moyenne, mais il paraît que Gimbert est le premier qui ait signalé la possibilité de l'existence de faisceaux musculaires à direction longitudinale. Depuis, tous les auteurs modernes ont signalé ces fibres longitudinales, tantôt en dehors, tantôt en dedans de la tunique moyenne.

Ces fibres sont tantôt éparses au milieu de fibres circulaires de cette tunique (Eberth, Krause, Toldt et MM. Pouchet et Tourneux), tantôt elles forment des faisceaux bien distincts, limités par deux lames élastiques. Cette dernière disposition s'observe surtout dans les artères où les faisceaux longitudinaux sont situés à la partie interne de la tunique moyenne, comme, par exemple, dans l'hypogastrique et dans l'utérine. On rencontre toutefois quelques exceptions, car, comme l'a fait justement remarquer Toldt (1), il y a des différences individuelles qui font que la même artère ne présente pas une structure identique sur deux individus.

Les artères sur lesquelles on a surtout signalé la présence de fibres longitudinales dans la tunique moyenne sont la *rénale*, la *splénique*, la *fémorale*, l'*hépatique* (Eberth et Toldt), l'aorte sur la convexité de la crosse et sur sa portion thoracique (Remak, Müllers Archiv. s. 96, 1850).

Dans les artères d'un petit calibre, les fibres longitudinales sont presque toujours réunies en faisceaux, tandis que dans les parties de l'aorte que nous venons de nommer elles sont isolées.

(1) Lehrbucte der Gewebe Lehre, p. 252.

Il résulte de nos propres recherches qu'il existe des faisceaux longitudinaux bien limités sur l'aorte, *au niveau de son éperon de bifurcation.*

Ces faisceaux occupent une grande partie de la tunique moyenne et disparaissent progressivement à mesure qu'on se rapproche des parties latérales de cette portion de l'aorte.

Des faisceaux analogues se retrouvent encore sur l'*iliaque primitive* après son origine et vers la partie moyenne. Il est probable qu'ils existent également dans sa portion terminale, car Eberth les a signalés sur l'artère *fémorale*, et nous les avons observés sur l'*hypogastrique*,

Dans cette dernière artère, la couche de fibres-cellules longitudinales isolées ou réunies en faisceaux était, dans certains endroits, limitée par deux lames élastiques, dans d'autres, parcourue par plusieurs de ces lames.

Nous avons observé la même disposition sur des coupes transversales d'artères utérines provenant de femmes âgées.

Nous plaçons cette couche longitudinale interne dans la tunique moyenne, en nous fondant sur ce fait que, le plus souvent, elle est séparée de la fibroïde par une lame élastique unique et que, quand elle est parcourue par plusieurs lames, l'une d'elles passe toujours en dedans.

Quant aux faisceaux longitudinaux qu'on trouve à la partie externe de la tunique moyenne, nous pensons qu'ils appartiennent à l'adventice. Ce qui nous fait pencher vers cette opinion, c'est d'abord leur délimitation nette en faisceaux isolés dans les artères utérines de femmes mortes le troisième jour de couches. Ils occupent alors toute l'étendue de l'adventice et disparaissent peu à peu de dehors en dedans, de sorte que, vers le huitième jour de couches, on ne trouve plus des faisceaux à fibres longitudinales que dans la partie la plus interne de l'adventice. Si on examinait les artères utérines à ce dernier moment, il serait difficile de dire s'ils font partie de la tunique moyenne ou de l'adventice, car on ne trouve pas de limite nette et précise entre ces deux tuniques.

En second lieu, comme on observe généralement des faisceaux longitudinaux isolés dans l'adventice des artères, on peut supposer que, dans ces cas particuliers, la couche longitudinale n'est qu'une réunion de ces faisceaux ordinairement isolés qui seraient venus se tasser vers la partie interne de l'adventice.

Quelques auteurs (Gimbert, Eberth, etc.) ont signalé des faisceaux obliques dans la tunique moyenne. John Hunter avait déjà soupçonné leur existence, en se fondant sur ce fait que les muscles droits ne pourraient pas se contracter aussi fortement que les fibres artérielles.

On peut facilement isoler les fibres-cellules des parois artérielles et on leur a décrit une forme irrégulière qui les distinguerait facilement des fibres-cellules d'autres organes. Nous avons examiné à plusieurs reprises ces fibres-cellules sur des fragments d'artères qui avaient séjourné pendant plusieurs jours dans une solution d'acide azotique à 10/100es. Elles nous ont paru d'un diamètre moins considérable que les fibres-cellules de l'intestin, mais d'une forme presque régulière, du moins chez l'homme. Chez certains mammifères à l'état adulte et pendant la période embryonnaire, il est, au contraire, facile d'observer des fibres-cellules à bords plus ou moins régulièrement dentelés. M. Ranvier les a décrites et figurées comme telles sur l'aorte du chien adulte.

Nous avons pu isoler des fibres-cellules volumineuses sur l'artère utérine d'une jument en gestation. Elles étaient aplaties, ne mesurant qu'un millième de millimètre d'épaisseur, à bords régulièrement dentelés et présentant de plus des striations longitudinales et transversales.

Le second élément fondamental de la tunique moyenne est l'élément élastique. Il se trouve, comme nous l'avons signalé plus haut, en plus ou moins grande quantité suivant le diamètre des vaisseaux. Il est plus abondant dans les grosses artères que dans les petites, et tandis que dans les premières, surtout dans l'aorte, on rencontre des lames continues, percées de trous, dans les petites artères ces lames sont remplacées par des fibrilles élastiques, quelquefois à peine visibles, anastomosées ou non et parcourant cette tunique parallèlement à la direction de fibres-cellules. Le tissu élastique ne manque jamais, même sur les vaisseaux les plus déliés, et si dans quelques cas on le voit à peine, il suffit de plonger les coupes dans une solution de soude pour faire apparaître un réseau plus ou moins serré dans les mailles duquel sont logés les faisceaux musculaires et les fibres lamineuses. Si on laisse macérer ces coupes un peu plus longtemps dans la solution de soude, les fibres musculaires et lamineuses disparaissent et il ne reste plus que le réseau élastique que l'on peut colorer en jaune par le picro-carminate.

Les lames élastiques ont été bien décrites par M. Ranvier sur l'aorte, où elles sont le plus nettes. Il suffira de lire la description qu'il en a donnée pour se faire une idée exacte de la structure et de la disposition de ces lames.

Les lames ne se rencontrent que dans la tunique moyenne. Dans l'adventice, elles sont remplacées par un réseau de fibres élastiques d'autant plus serré qu'on se rapproche davantage de la tunique moyenne. Ces fibres élastiques affectent généralement une direction longitudinale (tronc cœliaque, artère rénale, lombaires, etc.), mais elles peuvent aussi être disposées circulairement comme dans la mésentérique, etc.

Ce réseau de fibres élastiques fortement tassées au contact de la tunique moyenne ne mérite pas cependant le nom qui lui a été donné par Henle de *couche élastique externe*. En effet, les fibres élastiques ne se terminent pas brusquement au niveau de l'origine de l'adventice, mais elles se prolongent dans celle-ci en formant un réseau assez serré d'abord, puis qui devient de plus en plus lâche en dehors.

c. Nous arrivons enfin à la troisième tunique artérielle, la plus externe et la moins importante de toutes.

Bichat, qui avait décrit avec certains détails les deux autres tuniques, ne consacre que quelques mots à celle-ci et ne lui donne pas de nom particulier.

Il est difficile de délimiter cette tunique en dehors, car elle se confond avec le tissu cellulaire ambiant.

Dans les cas de gestation, elle paraît prendre une

importance assez considérable, ainsi que nous le verrons plus loin, par suite du développement exagéré de ses éléments musculaires.

Cette tunique est principalement constituée par des faisceaux de fibres lamineuses qui s'entre-croisent dans tous les sens, en circonscrivant des mailles plus ou moins circulaires dans lesquelles sont logés les faisceaux de fibres-cellules longitudinales. Elle est parcourue en plus par des fibres élastiques minces formant au voisinage de la couche circulaire un feutrage serré, dont nous avons parlé plus haut, connu sous le nom de *couche élastique externe*.

Enfin, c'est dans son épaisseur que rampent les vaisseaux nourriciers qui arrivent au contact de la tunique moyenne, mais sans y pénétrer, sauf dans les cas d'artérite, ainsi que le fait a été signalé par MM. Cornil et Ranvier (Manuel d'histologie pathologique, p. 542).

Chez deux femmes mortes le troisième jour après les couches, nous avons vu sur l'artère utérine des vaisseaux ayant acquis un développement se terminer en anses dans la partie externe de la tunique moyenne.

Nous ne dirons rien sur la terminaison des nerfs dans les parois vasculaires, car elle n'est pas encore suffisamment connue.

DÉVELOPPEMENT DES ARTÈRES.

On tend à considérer les artères comme constituées primitivement par une simple couche endothéliale (capillaires de la première variétié de M. Ch. Robin), autour de laquelle viendraient s'ajouter successivement les éléments musculaires et élastiques qui entrent dans la composition des parois artérielles.

Mais si l'on connaît aujourd'hui le développement des capillaires, grâce surtout aux travaux de Rouget, Arnold, Solubew, Wirsowsky, il s'en faut de beaucoup qu'on eût suivi pas à pas les différentes modifications qui se passent dans le tissu ambiant pour aboutir à la formation d'une paroi artérielle volumineuse, comme celle de l'aorte par exemple. On ne trouve à ce sujet que des renseignements assez vagues dans les différents auteurs qui se sont occupés de la structure des artères. Nous n'avons pas nous-même de grands faits à apporter à l'étude d'une question aussi délicate; nous nous contenterons de signaler certaines particularités que nous avons pu observer sur des coupes d'artères d'embryon de mouton que nous devons à l'obligeance de M. Ficatier, qui a bien voulu les mettre à notre disposition.

Sur l'aorte d'un embryon de mouton long de 12 centimètres, on trouve déjà les trois tuniques sensiblement disposées suivant le plan général que nous avons indiqué plus haut. La lame élastique interne est épaisse, très-nette sur les préparations colorées au picro-carminate; elle paraît immédiatement située au-dessous de la couche endothéliale, sans interposition d'aucun tissu. En dehors d'elle on rencontre des couches successives de fibres-cellules à direction circulaire, séparées par des lames élastiques également très-visibles, mais beaucoup plus minces que la lame élastique interne.

Extérieurement il n'existe pas de limite appréciable

entre le tissu artériel et le tissu lamineux ambiant devant former l'adventice. Les couches de fibres-cellules circulaires deviennent moins régulières, les lames élastiques plus minces et plus rares, et finalement on se trouve en présence d'un tissu formé presque exclusivement par la juxtaposition d'éléments fusiformes ou rameux ne présentant pas encore les caractères d'éléments musculaires. La disposition précédente s'observe également sur les artères d'embryons plus âgés (embryon de mouton de 22 centimètres de long), avec cette seule différence que la couche de tissu artériel a pris une épaisseur plus considérable. Signalons, en terminant ce léger aperçu sur le développement des artères, la forme dentelée toute spéciale que présentent les fibres-cellules des artères en voie de développement, et qui permet de les différencier aisément des éléments analogues que l'on rencontre dans la plupart des muscles lisses à la même époque, comme par exemple dans la paroi musculaire de l'intestin. Ces dentelures s'observent particulièrement sur les pièces traitées par la liqueur de Müller. Elles ne sont pas du reste propres aux éléments musculaires des artères embryonnaires. Nous les avons déjà signalées à propos des cellules du chien adulte décrites par M. Ranvier, etc.

DES ARTÈRES EN PARTICULIER.

Après avoir donné une description de la composition des parois artérielles en général, nous allons maintenant passer en revue quelques branches de l'aorte abdominale, l'aorte elle-même aux différents niveaux, en insistant plus particulièrement sur les modifications de l'artère utérine pendant le cours de la grossesse.

Aorte au niveau des valvules sigmoïdes.

Ainsi que certains auteurs l'ont déjà indiqué, particulièrement Eberth et Krause, cette portion de l'aorte paraît être dépourvue de fibres musculaires et n'être constituée que par du tissu élastique et du tissu lamineux.

a. La couche fibroïde présente déjà un épaississement assez considérable; elle renferme beaucoup de fibres élastiques.

b. La tunique moyenne est en grande partie constituée par des lames élastiques, disposées circulairement et donnant naissance de chaque côté à des fibres élastiques longitudinales. Ces éléments forment un lacis qui se prolonge jusqu'à la couche fibroïde en dedans. En dehors, les fibres élastiques persistent seules, en se perdant peu à peu dans l'adventice.

Aorte au niveau du bord libre des valvules sigmoïaes.

a. Fibroïde assez nettement délimitée.

b. La tunique moyenne présente des mailles assez régulières formées par des lames et des fibres élastiques. L'intervalle des mailles est occupé par des fibres-cellules disposées en faisceaux circulaires en dedans, et mélangées aux faisceaux longitudinaux en dehors. Des fibres longitudinales parcourent de temps en temps l'épaisseur de cette tunique moyenne.

Crosse de l'aorte et aorte thoracique.

Nous n'avons rien de particulier à ajouter à la description donnée généralement par les auteurs, si ce n'est l'absence complète de fibres longitudinales. Celles-ci avaient autrefois été indiquées dans ces portions de l'aorte par Remak (1).

Nous ne tirerons de ce fait aucune conclusion anatomique, il prouve simplement que la structure des artères varie, ainsi que nous l'avons déjà signalé plus haut, non-seulement suivant les endroits du système envisagé, mais encore suivant les individus.

Aorte abdominale entre l'orifice diaphragmatique et l'origine du tronc cœliaque.

a. Couche fibroïde atteignant 75 μ d'épaisseur. Elle est formée de fines fibrilles lamineuses mêlées à une substance amorphe, colorée en rose par le picro-carminate. Nous y trouvons peu de noyaux de cellules.

La lame élastique interne est remplacée par un feutrage de fibres élastiques circulaires et longitudinales, englobant dans ses mailles de nombreux noyaux. Ce feutrage égale en épaisseur la couche fibroïde, c'est-à-dire qu'il prend une épaisseur de 70 à 75 μ.

(1) Ueber die Blutgefasswäude. Mullers Archiv, 1850.

b. La tunique moyenne est formée de faisceaux musculaires circulaires, alternant avec des lames élastiques parallèles et anastomosées entre elles. Ces éléments ont une disposition assez régulière, de sorte qu'il est beaucoup plus facile de les étudier ici que sur la portion thoracique de l'aorte, où ils forment un lacis inextricable.

Aorte au-dessous de l'origine des rénales.

a. La fibroïde atteint une épaisseur de 75 à 80 et 85 μ. Les noyaux de cellules deviennent de plus en plus nombreux, ils sont mêlés aux fibres longitudinales et transversales qui remplacent la lame élastique interne.

b. La tunique moyenne présente une diminution d'épaisseur des lames élastiques, surtout vers sa limite interne.

Aorte au-dessous de l'origine de l'utéro-ovarienne.

a. La fibroïde est d'une épaisseur inégale. Dans certains endroits, elle n'a qu'une épaisseur de 50 μ, tandis que dans d'autres elle atteint 100 μ. Nous commençons à rencontrer, pour la première fois, une lame élastique interne, continue, telle qu'elle existe sur les vaisseaux moyens ou petits. Cependant elle n'est pas encore isolée, car on rencontre des fibres élastiques longitudinales à sa partie interne. A d'autres endroits, on trouve une seconde lame élastique parcourant la fibroïde épaissie.

b. La tunique moyenne diffère considérablement de celle des portions supérieures de l'aorte. Les lames élastiques deviennent de plus en plus minces, elles sont souvent remplacées par des fibres.

En dehors de la lame élastique interne, on trouve des faisceaux musculaires longitudinaux qui ne se voient pas sur toute la circonférence du vaisseau; ils occupent de préférence la partie qui répondra plus bas à l'éperon de bifurcation de l'aorte.

A mesure qu'on se rapproche de l'angle de bifurcation de l'aorte, ces faisceaux longitudinaux passent vers la partie moyenne de cette tunique et ils alternent alors avec des faisceaux circulaires. Enfin, au niveau de l'angle de bifurcation, on les trouve vers la partie externe de la tunique moyenne.

Nous n'avons pas mentionné jusqu'à présent l'adventice.

Elle ne se distingue pas, en effet, de celle de toutes les autres artères. Elle est constituée par des faisceaux lamineux mêlés à des fibres élastiques et n'offrant rien de régulier dans leur disposition. A ce niveau toutefois on voit apparaître des fibres-cellules disposées en faisceaux longitudinaux.

Aorte au niveau de l'éperon de bifurcation.

a. La fibroïde est notablement épaissie dans les parties de l'aorte qui répondent à l'éperon. Il est très-difficile de la mesurer, car la lame élastique qui forme dans toutes les artères sa limite extérieure a complètement disparu. Elle renferme des nombreux corpuscules de tissu conjonctif; quant aux fibres-cellules, elles ne paraissent pas exister.

b. La tunique moyenne, dont l'inégalité correspond à celle de la fibroïde, est constituée sur les parties latérales de l'artère par des faisceaux musculaires circulaires, séparés, non plus par des lames, mais par des fibres élastiques anastomosées entre elles. Cette disposition rapproche la structure de cette partie de l'aorte de celle de la mésentérique supérieure. Vers la partie externe de cette tunique, les fibres élastiques se rapprochent de façon à constituer une limite entre la tunique moyenne et l'adventice.

Au niveau de sa portion épaissie, c'est-à-dire au niveau de l'éperon, la tunique moyenne est constituée dans les trois quarts internes par des faisceaux musculaires longitudinaux, nettement limités par des fibres élastiques très-minces. Dans le quart externe, elle est exclusivement formée par des faisceaux circulaires. Les faisceaux longitudinaux diminuent de nombre à mesure qu'on se rapproche des parties latérales de l'aorte; ils s'insinuent entre les faisceaux circulaires avec lesquels ils alternent et disparaissent progressivement, jusqu'à ce qu'enfin on arrive vers cette portion de l'artère où il n'y a plus que des faisceaux circulaires et point d'épaississement de la tunique moyenne, ni de la fibroïde.

BRANCHES DE L'AORTE ABDOMINALE.

I. — *Diaphragmatique inférieure.*

a. Couche fibroïde mince, parsemée de noyaux. Lame élastique interne nette.

b. Tissu artériel formé de fibres-cellules et de fibres élastiques circulaires. Celles-ci sont minces, flexueuses. Vers la partie externe de cette tunique, on trouve une lame élastique continue, d'épaisseur égale à celle de la lame interne. En dehors de cette lame, il existe une couche de fibres-cellules élastiques longitudinales, comme sur le tronc cœliaque, mêlées quelquefois aux fibres circulaires.

II. — *Tronc cœliaque.*

a. Fibroïde mince. Lame élastique interne assez épaisse.

b. La tunique moyenne renferme des fibres élastiques minces et peu nombreuses. Les fibres-cellules circulaires ne sont pas réunies en faisceaux, mais elles sont séparées les unes des autres par des fibres lamineuses. Vers la partie externe du tissu artériel, il existe une couche formée de fibres élastiques longitudinales très-épaisses.

c. L'adventice renferme quelques rares faisceaux longitudinaux de fibres-cellules.

Les trois branches du tronc cœliaque ne diffèrent pas à leur origine de la structure que nous venons de donner du tronc principal.

III. — *Mésentérique supérieure.*

a. Fibroïde mince. La lame élastique interne est remplacée par des fibres élastiques circulaires.

b. La tunique moyenne est formée principalement par du tissu élastique. Le tissu musculaire y est peu développé relativement. Vers la partie externe de cette tunique, les fibres élastiques se rapprochent de manière à former une couche élastique externe. Cette couche est constituée par des fibres élastiques circulaires en dedans et longitudinales en dehors. Les fibres longitudinales se continuent dans l'adventice, où elles forment un réseau à mailles de plus en plus lâches extérieurement.

c. L'adventice renferme quelques rares faisceaux musculaires longitudinaux.

IV. — *Rénale.*

Elle se rapproche par sa structure du tronc cœliaque.

V. — *Lombaire.*

a. Fibroïde mince. Lame élastique interne unique.

b. La tunique moyenne renferme des fibres élastiques non anastomosées, parallèles à l'axe du vaisseau.

La lame élastique externe est remplacée par un feutrage de fibres élastiques circulaires.

c. L'adventice ne contient pas de faisceaux musculaires.

VI. — *Utéro-ovarienne.*

a. Fibroïde d'une épaisseur inégale. Tandis que d'un côté de l'artère elle n'a qu'une épaisseur de 20 à 25 μ, de l'autre elle atteint 76 μ. La lame élastique interne se divise au niveau de l'épaississement de la fibroïde en deux ou trois lames secondaires. Cependant il y a des endroits où cette division n'est pas visible et où les lames surajoutées paraissent être indépendantes de la lame élastique interne. La fibroïde se trouve ainsi parcourue par des lames élastiques qui atteignent parfois une grande épaisseur. Cette couche n'a pas la structure fibrillaire qu'on lui trouve sur les autres artères. Indépendamment de lames ci-dessus indiquées, la fibroïde renferme une grande quantité de noyaux de cellules.

b. La tunique moyenne formée de fibres-cellules circulaires et de fibres élastiques minces et peu nombreuses. La lame élastique externe est remplacée par des fibres élastiques circulaires en dedans, longitudinales en dehors, qui se continuent dans l'adventice, en formant un réseau à mailles de plus en plus lâches.

c. L'adventice renferme peu de faisceaux musculaires.

HYPOGASTRIQUE.

Femme de 45 ans

a. La fibroïde est très-nette, de même que la lame élastique interne.

b. La tunique moyenne ne présente rien de particulier.

c. L'adventice renferme une couche de fibres-cellules longitudinales en contact avec la tunique moyenne et des faisceaux longitudinaux isolés dans le reste de son étendue.

Femme de 34 ans.

a. Fibroïde distincte. Lame élastique interne.

b. La tunique moyenne présente une couche de fibres-cellules longitudinales dans sa partie interne.

c. L'adventice renferme des faisceaux longitudinaux isolés.

Femme de 64 ans.

a. Fibroïde notablement épaissie sur l'une des faces de l'artère. Elle est formée d'une substance amorphe colorée en rose par le picrocarminate et de nombreuses cellules allongées fusiformes. Ces cellules ont une certaine analogie avec celles de la cornée. Lame élastique interne tantôt unique, tantôt divisée en deux ou trois lames secondaires.

b. La tunique moyenne présente une couche longitudinale de fibres-cellules à sa partie interne. Cette couche est limitée de chaque côté par une lame élastique ou bien parcourue par plusieurs de ces lames. Lame élastique externe.

c. L'adventice renferme des faisceaux de fibres-cellules longitudinales formant une couche continue au contact de la tunique moyenne.

UTÉRINE, BRANCHES DE L'HYPOGASTRIQUE.

Femme de 64 *ans.*

a. Fibroïde épaissie sur l'une des faces de l'artère. Elle renferme des fibres cellules longitudinales. Lame élastique interne unique.

b. La tunique moyenne présente une couche de fibres-cellules longitudinales vers sa partie interne.

c. L'adventice renferme des fibres-cellules longitudinales réunies en faisceaux.

Femme de 59 *ans.*

a. Fibroïde considérablement épaissie sur l'une des faces de l'artère. Lames élastiques multiples, au nombre de 2, 3, 4 ou 6.

b. La tunique moyenne renferme une couche de

fibres-cellules longitudinales à sa partie interne. Cette couche est limitée par deux de ces lames ou parcourue par plusieurs.

c. L'adventice ne paraît pas contenir de fibres-cellules.

Femme de 56 *ans.*

a. Fibroïde inégalement épaissie. Plusieurs lames élastiques.

b. La tunique moyenne présente une couche longitudinale à sa partie interne.

c. L'adventice renferme des faisceaux longitudinaux de fibres-cellules qui, au contact de la tunique moyenne, se réunissent pour former une couche continue.

Femme de 58 *ans, coupes transversales.*

a. Fibroïde nette. Lame élastique interne épaisse, se divisant dans certains endroits en deux ou trois lames.

b. La tunique musculo-élastique présente à sa partie interne une couche de fibres-cellules longitudinales, limitée de chaque côté par une lame élastique.

c. L'adventice renferme une grande quantité de faisceaux longitudinaux de fibres-cellules et des vaisseaux nourriciers.

Femme de 28 *ans, coupes transversales.*

a. Fibroïde notablement épaissie d'un côté, presque

invisible de l'autre. Lame élastique interne se divisant en deux ou trois autres.

b. La tunique moyenne n'est formée que de fibres circulaires. On ne trouve pas de couche longitudinale interne.

c. L'adventice présente des faisceaux musculaires longitudinaux isolés.

ARTÈRE UTÉRINE LE TROISIÈME JOUR DES COUCHES.

Coupes transversales.

a. La fibroïde paraît avoir complétement disparu dans certains endroits; on voit alors les globules sanguins adhérer à la tunique moyenne sans interposition d'aucune autre couche; dans d'autres, au contraire, elle est notablement épaissie et forme des végétations à la surface interne de l'artère. La fibroïde est presque exclusivement musculaire; elle renferme des fibres disposées en long et en travers. Les fibres longitudinales sont plus internes; ce sont elles qui forment en grande partie les végétations.

On ne trouve pas de lame élastique interne,

b. La tunique moyenne est réduite à des dimensions peu considérables. Elle est en quelque sorte atrophiée, refoulée par le développement considérable de l'adventice. Les éléments élastiques de cette tunique paraissent avoir disparu sur les coupes; mais, en plongeant ces dernières dans une solution de soude, on obtient un réseau très-net et formé de fines fibres élastiques ayant presque toutes les mêmes dimensions. Nous n'avons pas pu constater cependant la présence de lames élastiques.

c. De toutes les tuniques, l'adventice est la plus modifiée. Ses éléments musculaires ont pris un développement considérable. Les faisceaux longitudinaux qu'on y trouve toujours, mais qui sont à peine appréciables dans l'état normal de l'artère, atteignent jusqu'à 2/10e de millimètre de diamètre. Ils sont séparés par des cloisons de fibres élastiques et lamineuses.

Dans ces cloisons circulent de nombreux vaisseaux dirigés dans tous les sens ; ils paraissent surtout prédominer dans le voisinage de la tunique moyenne. Les uns arrivent seulement au contact de cette tunique, les autres forment en se recourbant des anses qui empiètent sur la tunique moyenne. Outre ces vaisseaux perméables, on en trouve d'autres qui sont remplis de corpuscules arrondis ou allongés plus colorés que les noyaux des cellules musculaires ou conjonctives ; parfois on y trouve encore quelques globules sanguins, mais le plus souvent ces corpuscules occupent toute la lumière du vaisseau.

En parcourant les travaux de Léopold (*Archiv für Gynecology*, 1877) sur les modifications de la muqueuse utérine pendant la menstruation, la gestation, et après les couches, nous trouvons un fait intéressant concernant les vaisseaux utérins, notamment les veines et les capillaires.

Léopold pense que ces vaisseaux s'oblitèrent par une thrombose commençant déjà dans les derniers mois de la grossesse.

Le sang dont la circulation est gênée se coagule dès qu'il arrive dans un espace plus élargi. Pendant ce temps-là le vaisseau dont la paroi était tout à fait saine subit certaines modifications : les cellules endothéliales commencent à se multiplier, elles présentent des prolongements qui traversent le caillot, et finalement le vaisseau tout entier est rempli de fibrine et de cellules endothéliales proliférées.

Nous pensons pouvoir rapprocher de cette description les aspects obtenus dans nos préparations. Il est probable que les éléments que l'on trouve flottants dans la lumière du vaisseau ne sont autres que des cellules endothéliales détachées de la paroi et en voie de prolifération active. Le résultat ultime de cette multiplication épithéliale serait une oblitération complète et définitive des vaisseaux.

Nous émettons cette hypothèse qui nous paraît probable, en faisant toutes les réserves, jusqu'à ce que des études plus complètes que les nôtres viennent éclaircir cette question.

Coupes longitudinales des artères utérines de femmes en couches.

a. La fibroïde est visible ; on distingue mieux que sur les coupes transversales sa nature presque exclusivement musculaire ; elle est formée de fibres en long et en travers.

On éprouve la même difficulté que sur les coupes

transversales à la différencier de la tunique moyenne à cause de l'absence de la lame élastique interne. Elle renferme aussi des fibrilles lamineuses très-minces et pas de fibres élastiques.

b. La tunique moyenne est formée de fibres-cellules isolées et quelquefois réunies en faisceaux. Elles sont séparées par des fibrilles lamineuses très-minces.

c. L'adventice renferme de gros faisceaux musculaires longitudinaux, séparés par des cloisons lamineuses, dans lesquels on rencontre des fibres élastiques minces et flexueuses ainsi que des fibres-cellules circulaires isolées. C'est dans ces cloisons que rampent aussi les vaisseaux nourriciers avec les caractères que nous avons indiqué plus haut.

Femme morte le huitième jour des couches.

a. Fibroïde épaissie par place ; on y trouve des fibres-cellules longitudinales et circulaires. Absence de lame élastique interne.

b. Le tissu artériel ne présente rien de particulier.

c. L'adventice renferme des faisceaux longitudinaux en grande quantité. Ces faisceaux se réunissent au contact de la tunique moyenne de façon à constituer une couche continue. Il n'y a pas à ce niveau de limite entre le tissu artériel et l'adventice.

Nous signalerons, en terminant, que, dans l'artère utérine d'une jument en gestation que nous avons eu occasion d'examiner, nous avons également trouvé un développement considérable des faisceaux musculaires longitudinaux de l'adventice. De même que chez les femmes en couches, ces faisceaux constituaient une couche continue occupant toute l'épaisseur de l'adventice.

Paris. — A. PARENT, imprimeur de la Faculté de Médecine, rue M.-le-Prince, 29-31.

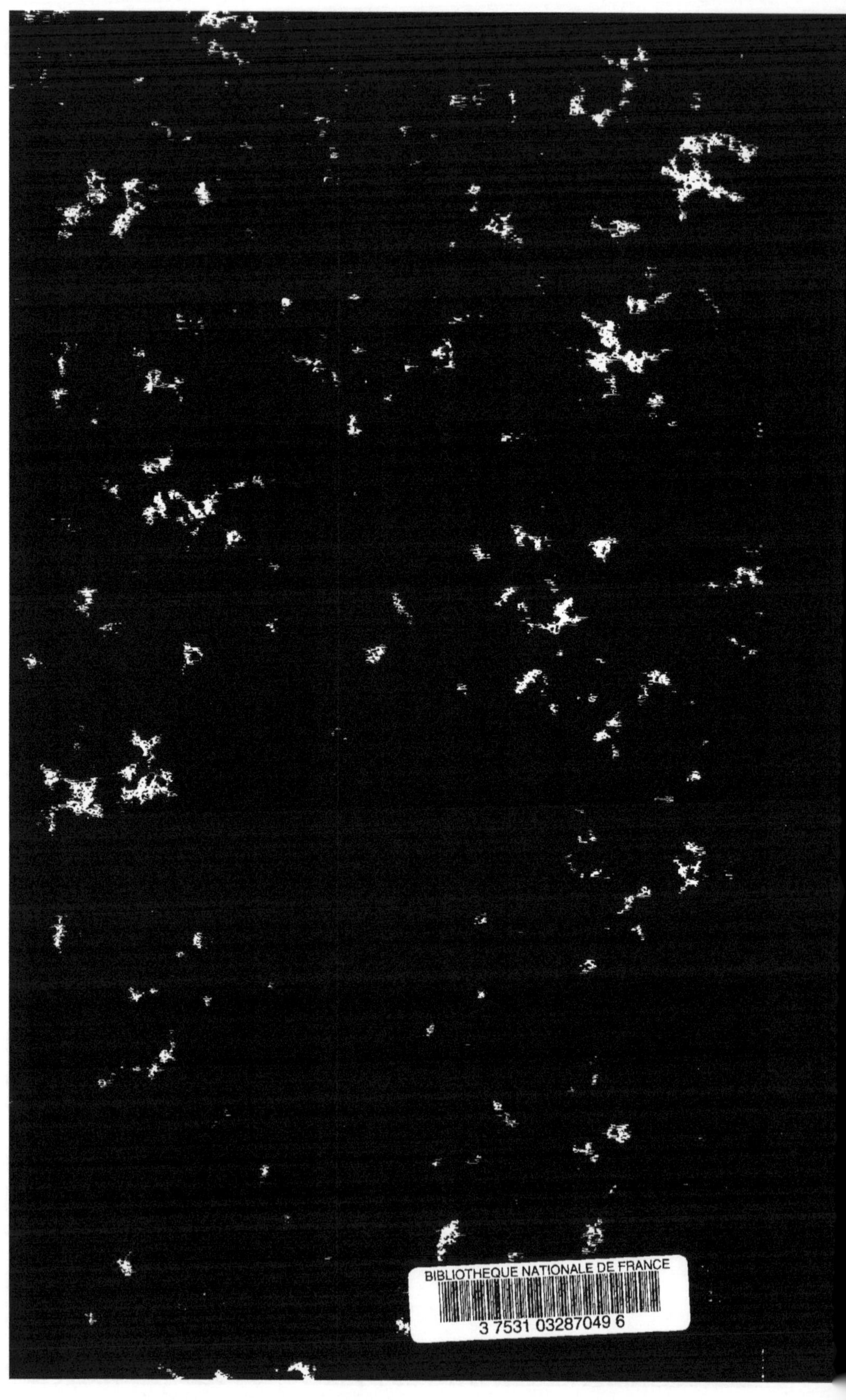

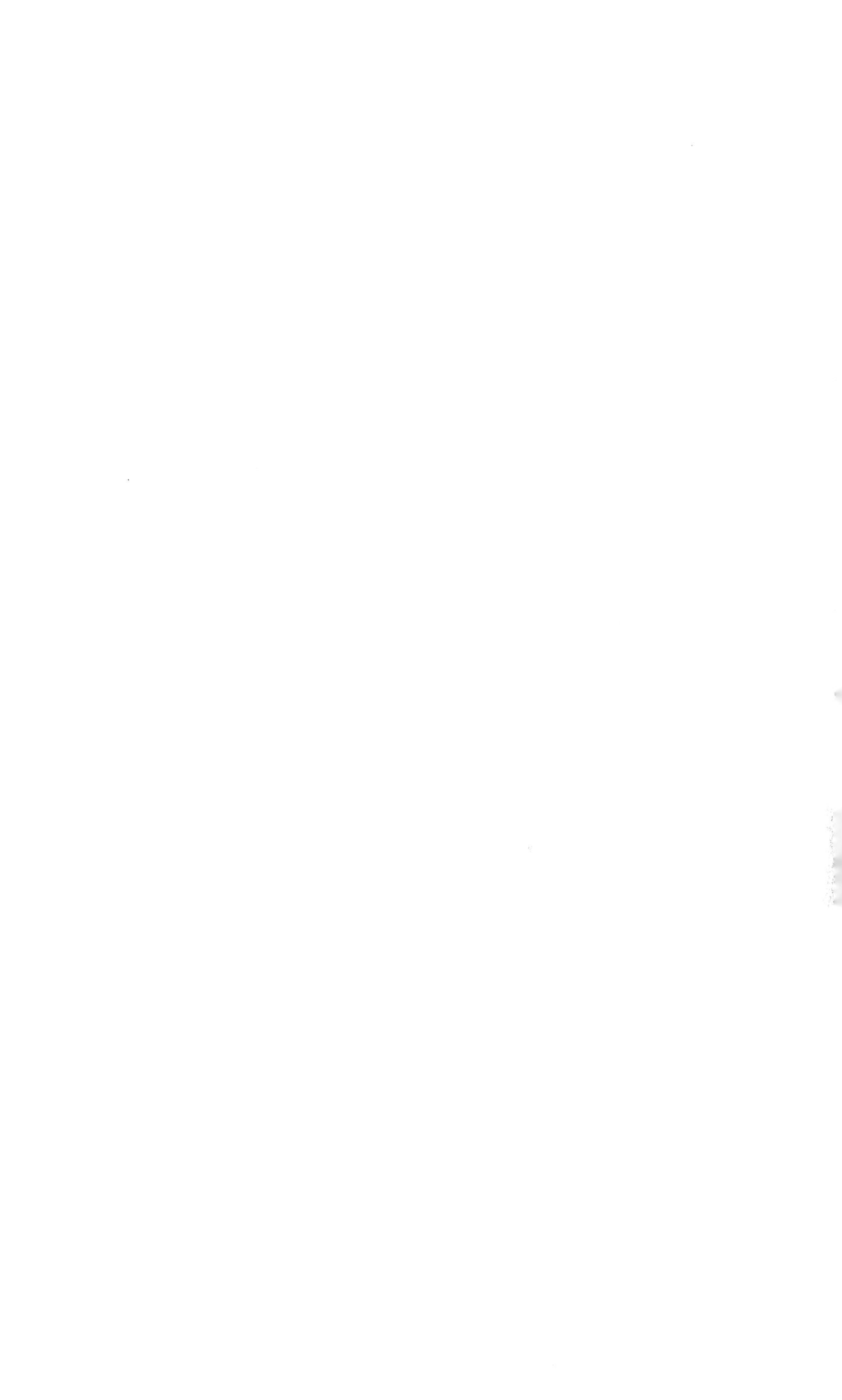

www.ingramcontent.com/pod-product-compliance
Ingram Content Group UK Ltd.
Pitfield, Milton Keynes, MK11 3LW, UK
UKHW021020200726
13857UKWH00004B/1500